AF585974

DÉPARTEMENT DE LA SARTHE

RÈGLEMENTS

DU SERVICE

DE LA MÉDECINE CANTONALE

ET DU SERVICE

DE LA VACCINE

LE MANS

TYPOGRAPHIE EDMOND MONNOYER

1880

SERVICE DE LA MÉDECINE CANTONALE ET DE LA VACCINE

ARÊTÉS RÉGLEMENTAIRES

Le Mans, 10 *août* 1880.

LE PRÉFET DE LA SARTHE, CHEVALIER DE LA LÉGION D'HONNEUR,
A MM. les Sous-Préfets, Maires, Médecins et Pharmaciens cantonaux du Département.

MESSIEURS,

Une nouvelle impression des règlements du service de la médecine cantonale et du service de la vaccine étant devenue nécessaire, j'en ai profité pour reviser, sur la proposition du Comité consultatif, la liste et le tarif des médicaments mis à la disposition des médecins cantonaux. Quelques modifications de détail, que l'expérience a fait reconnaître utiles, ont été également introduites dans les dispositions de ces règlements, dont je vous prie de vouloir bien, chacun en ce qui vous concerne, assurer l'exécution.

Agréez, Messieurs, l'assurance de ma considération la plus distinguée.

Le Préfet, LAGRANGE DE LANGRE.

RÈGLEMENT GÉNÉRAL SUR LA MÉDECINE CANTONALE.

NOUS, PRÉFET DU DÉPARTEMENT DE LA SARTHE, CHEVALIER DE LA LÉGION D'HONNEUR,

Vu le règlement du 12 novembre 1867, portant organisation du service de la médecine cantonale dans la Sarthe ;

Vu les propositions du Comité consultatif de ce service, tendant à ce qu'il soit apporté quelques modifications à ce règlement,

ARRÊTONS :

Le service de la médecine cantonale institué dans le but d'assurer des secours gratuits aux malades indigents de la Sarthe, est organisé de la manière suivante :

TITRE Ier.

Organisation générale.

1. Le département est divisé en circonscriptions ou cantons médicaux désignés par un numéro d'ordre.

2. Un médecin et autant que possible un pharmacien sont attachés à chacun d'eux. Ils prennent le titre de *médecin* et de *pharmacien cantonal*.

3. *Un Comité consultatif* est établi auprès du Préfet.

4. Les médecins et les pharmaciens cantonaux, ainsi que les membres du Comité consultatif, sont nommés par le Préfet.

TITRE II.

Service des médecins.

5. Les médecins cantonaux sont chargés, dans leurs circonscriptions respectives :

1° De donner des soins aux malades indigents ;

2° De pratiquer les vaccinations ;

3° De veiller à l'observation des mesures d'hygiène publique et de salubrité.

CHAPITRE I.

Des soins à donner aux malades.

6. La liste des indigents de chaque commune admis aux secours médicaux gratuits est dressée chaque année, au mois de novembre, par le bureau de bienfaisance ou par la commission de charité, et, à défaut, par une commission spéciale composée :

Du maire, président,

Du curé,

Du médecin cantonal de la circonscription,

D'un membre du conseil municipal désigné par le maire.

Le secrétaire de la mairie remplit les fonctions de secrétaire de la commission.

7. Les médecins cantonaux sont membres des commissions de charité des communes de leur circonscription.

Ils assistent aux réunions des bureaux de bienfaisance dans lesquelles est dressée la liste des pauvres; ils y ont voix consultative.

8. Cette liste doit désigner nominativement toutes les personnes qu'elle admet dans chaque famille. Elle comprend également les enfants assistés, abandonnés et orphelins placés dans la commune à la charge du département de la Sarthe, ainsi que les enfants admis au bénéfice des secours temporaires.

9. Elle est présentée au sous-préfet de l'arrondissement, arrêtée par lui, puis remise au médecin par le maire, avant le 31 décembre de chaque année.

Néanmoins, si le cas l'exige, il peut être fait sur la liste, suivant la forme ci-dessus indiquée, des retranchements et des additions dans le cours de l'année. Ces modifications peuvent encore être faites d'urgence par le médecin traitant qui doit immédiatement en donner avis au maire; mais elles ne sont définitives qu'autant qu'elles ont été ratifiées conformément aux dispositions des articles précédents.

10. Les médecins cantonaux ne traitent à domicile que les malades portés sur la liste qui ne peuvent pas se déplacer sans inconvénient. Ils traitent par consultation les indigents que la gravité de leur maladie n'empêche pas de venir les trouver.

A cet effet, les médecins désigneront un jour par semaine pour donner des consultations aux indigents, dans le lieu et à l'heure qu'ils auront indiqués.

11. Les médicaments qui peuvent être employés dans le service de la médecine cantonale sont désignés dans la liste annexée au présent règlement. Les médecins sont invités à choisir parmi ces médicaments ceux qui sans être moins efficaces sont moins dispendieux, soit par leur nature, soit par la forme sous laquelle ils sont administrés.

Les spécialités pharmaceutiques ne doivent jamais être prescrites.

12. Les médecins cantonaux établis dans les communes où il n'y aurait pas de pharmacien ayant officine ouverte, pourront fournir des médicaments aux pauvres près desquels ils seront appelés, mais sans avoir le droit de tenir officine ouverte. (Article 27 de la loi du 21 germinal, an XI.)

13. Chaque commune devra, autant qu'elle le pourra, établir un mobilier médical pour le service de ses pauvres, conformément au tableau qui suit.

14. Ce mobilier sera déposé dans la partie agglomérée de la commune, soit à la mairie, soit à l'établissement des sœurs de charité, s'il en existe un, soit au presbytère lorsque les curés y consentiront.

Dans tous les cas, il restera sous la surveillance du maire. Les objets qui en font partie ne seront délivrés que sur une autorisation spéciale et écrite du médecin; ils seront rapportés au dépôt immédiatement après la maladie.

15. L'entretien du mobilier médical est à la charge de la commune.

CHAPITRE II.

Des vaccinations.

16. Les médecins cantonaux vaccinent gratuitement les enfants portés sur la liste arrêtée conformément aux art. 6, 8 et 9 du présent arrêté

17. Les vaccinations ont lieu, pour chaque commune, dans un local désigné par le maire, à l'heure et au jour fixés par le médecin, de concert avec le maire.

18. L'avis en est publié, par les soins du maire, au moins huit jours à l'avance.

19. Les familles pauvres qui refuseraient de faire vacciner leurs enfants seront, par le fait, exclues du bénéfice de la médecine cantonale.

CHAPITRE III.

De l'hygiène publique et de la salubrité.

20. Les médecins cantonaux sont chargés de veiller à tout ce qui concerne l'hygiène publique et la salubrité.

21. Ils signaleront simultanément aux maires des communes de leur circonscription et au sous-préfet de l'arrondissement, les causes d'insalubrité et les infractions aux règlements de police sanitaire qu'ils auront observées. Ils visiteront spécialement les écoles communales afin de s'assurer de l'état sanitaire des enfants.

22. Ils se transporteront immédiatement dans les localités affectées d'épidémies et prescriront les moyens propres à les combattre. Ils en donneront avis au sous-préfet de l'arrondissement et provoqueront auprès de l'autorité toutes les mesures exigées par les circonstances.

23. Ils fourniront tous les renseignements qui leur seront demandés sur cette partie de leur service, soit par le médecin des épidémies, soit par le conseil d'hygiène publique et de salubrité du département.

CHAPITRE IV.

Remplacements, rapports, primes.

24. Les médecins qui seront empêchés de faire leur service se feront remplacer par un de leurs collègues. Ils en donneront avis aux maires de leur circonscription.

25. Dans l'absence du médecin et en cas d'urgence, les malades pourront réclamer les soins d'un médecin d'une autre circonscription. Le médecin juge alors de l'urgence, d'après les renseignements qui lui sont communiqués.

Le médecin suppléant devra en faire mention sur ses ordonnances.

26. Dans le mois de janvier de chaque année, les médecins adresseront au sous-préfet de l'arrondissement un tableau statistique conforme au modèle imprimé à la suite de cet arrêté, et un rapport sur les diverses

parties du service confié à leurs soins dans le cours de l'année précédente.

Ces tableaux et ces rapports seront transmis au préfet et serviront de base à la répartition des fonds inscrits, chaque année, au budget du département pour distribution de primes aux médecins cantonaux.

TITRE III.

Service des pharmaciens.

27. Les pharmaciens cantonaux sont chargés de fournir les médicaments prescrits par les médecins. Ils ne doivent les délivrer que sur la présentation des ordonnances portant en titre : *Médecine cantonale*, le numéro de la circonscription, le nom de la commune et celui du malade. Lorsque les ordonnances seront faites au profit d'un enfant assisté, elles devront porter de plus cette inscription : *Enfant de l'hospice du Mans*, ou *Enfant secouru temporairement.*

28. Les mémoires de médicaments ainsi fournis sont établis conformément au modèle ci-après, et d'après le tarif annexé au présent règlement. Ils seront remis aux maires, et transmis par ceux-ci au sous-préfet, dans le mois de janvier, avec les ordonnances des médecins à l'appui (1).

(1) NOTA. — Les fonctionnaires chargés d'acquitter les mémoires ne peuvent le faire qu'autant que ceux-ci sont établis sur papier timbré, lorsque la somme à payer est supérieure à 10 francs. Dans ce cas, les pharmaciens produiront leur mémoire en double : l'un sur papier libre, établi sur les formules qui leur sont remises par l'administration; l'autre plus concis, établi sur papier timbré de 60 centimes et suivant le modèle ci-dessous. Mais, lorsque la dépense n'excède pas cette somme, les mémoires produits sur papier libre par les pharmaciens ne doivent pas être remis aux comptables; *ils devront être conservés par les maires, qui en transcriront le détail dans le corps ou sur le dos du mandat qu'ils délivreront, en ayant soin de ne pas joindre les mémoires à l'appui de ces mandats.* (Art. 1013 de l'instruction générale des finances du 20 juin 1859.)

Médicaments fournis à la commune d   par M.

DÉSIGNATION SOMMAIRE DES MÉDICAMENTS.		fr.	c.

Les frais de timbre seront à la charge des communes.

Les mêmes dispositions s'appliquent aux mémoires des médicaments fournis par les médecins dans le cas prévu par l'article 12.

29. Ces mémoires seront distincts pour chaque commune. Ils seront acquittés, après vérification, sur mandats délivrés par les maires et imputés sur les fonds votés pour ce service par les bureaux de bienfaisance, ou, à défaut, par les conseils municipaux.

Les mémoires des médicaments fournis aux enfants placés dans les communes à la charge du département ou admis au bénéfice des secours temporaires, seront établis à part; ils seront payés sur des mandats délivrés par le Préfet et imputés sur les fonds alloués au budget départemental pour le service des enfants assistés.

TITRE IV.

Comité consultatif.

30. Le comité consultatif est chargé de donner son avis sur toutes les questions qui intéressent le service de la médecine cantonale, notamment sur la répartition des primes entre les médecins.

Il se compose de trois membres; il nomme son président et son secrétaire.

TITRE V.

Dispositions générales.

31. Les maires sont invités à seconder les médecins et les pharmaciens cantonaux dans les mesures d'utilité publique concernant le service confié à leurs lumières et à leur dévouement, qui ne seraient pas prévues au présent règlement.

32. Les communications relatives au service de la médecine cantonale adressées au sous-préfet, seront transmises au préfet dans un bref délai.

33. Toutes dispositions contraires au présent règlement sont et demeurent annulées.

Fait au Mans, hôtel de la Préfecture, le 10 août 1880.

Le Préfet, LAGRANGE DE LANGRE.

Modèles des rapports et des mémoires.

Les médecins et les pharmaciens cantonaux sont expressément invités à se bien pénétrer de la disposition des modèles ci-après, afin de les remplir exactement.

Une longue expérience a prouvé que les documents qui sont demandés sont faciles à recueillir, et à classer dans le cadre du rapport. La facture des rapports est prise en grande considération lors de la répartition des primes. Les meilleurs sont ceux dont toutes les colonnes sont convenablement remplies, et qui contiennent des réflexions ou des observations succinctes, suffisantes néanmoins pour bien faire apprécier quelle a été la constitution médicale de l'année.

DÉPARTEMENT
DE LA SARTHE.

ARRONDISSEMENT
d

SERVICE DES MÉDECINS CANTONAUX

CIRCONSCRIPTION N°

Rapport fourni, pour l'année 188 , par M. , médecin cantonal à

MODÈLE N° 1.

RÈGLEMENT
du 10 août 1880.
ART. 26.

NOTA. Ce rapport devra être renvoyé à la Préfecture avant le 1er février de chaque année, ce terme est de rigueur pour avoir droit à l'indemnité.

NOMS des COMMUNES.	TRAITEMENT DES MALADES INDIGENTS — NOMBRE							NOMBRE de VACCINATIONS opérées pendant l'année.	OBSERVATIONS particulières sur l'organisation plus ou moins complète ou régulière du service, etc.	HYGIÈNE PUBLIQUE. Mentionner les causes d'insalubrité, les épidémies, et tout ce qui se rapporte au chapitre III du règlement.
	d'indigents inscrits.	de visites dans chaque commune.	de consultations données.	OPÉRATIONS chirurgicales et de quelle nature.	de guérisons.	de morts.	de malades en traitement.			
1.	2.	3.	4.	5.	6.	7.	8.	9.	10.	11.
Totaux...										

DÉPARTEMENT
DE LA SARTHE.

ARRONDISSEMENT
d

Ces mémoires doivent être envoyés à la Préfecture avant le 1er février de chaque année. Ce terme est de rigueur. L'ordonnancement en serait sans cela reporté à l'année suivante.

(1) Si le mémoire est pour les enfants à la charge de l'hospice du Mans, on en fera mention ici.

SERVICE DES PHARMACIENS CANTONAUX

CIRCONSCRIPTION N°

Commune d (1)

Mémoire des médicaments fournis par M. , pendant l'année 188 .

MODÈLE N° 2.

(*Règlement du 10 août 1880, art. 28.*)

Les ordonnances doivent porter un N° d'ordre correspondant à celui de la colonne *Désignation des médicaments;* elles doivent etre rangées suivant ce N° d'ordre.

Les chiffres doivent être bien superposés de manière à rendre l'addition facile; les feuilles doivent être réglées.

DATE des FOURNITURES. 1.	NOMS DES MALADES. 2.	N° D'ORDRE.	DÉSIGNATION DES MÉDICAMENTS. 3.	PRIX. 4.	RÈGLEMENT du Comité. 5.

Certifié véritable.

A le 188 .

(*Signature du Fournisseur*):

Vérifié et réglé le présent mémoire à la somme de

Le Mans, le 188 .

Le Président du Comité consultatif,

Vu et arrêté à la somme de

Le Mans, le 188 .

LE PRÉFET DE LA SARTHE,

Tableau du mobilier du service de la médecine cantonale.

1° Linge de pansements : Bandes, compresses, charpie, ouate, étoupes, flanelle, vêtements, etc.

2° Objets de literie : Draps, couvertures, balle d'avoine, oreillers, matelas, etc.

3° Seringues : De diverses grandeurs, pour adultes, pour enfants, pour femmes, pour injections auriculaires ou urétrales, en métal et en verre.

4° Baignoires et demi-baignoires.

5° Tisaniers.

6° Dépôt de substances non médicamenteuses, mais qui peuvent être avantageusement utilisées dans le traitement des malades ou dans leur convalescence, telles que : sucre, bois de réglisse pour édulcorer les tisanes, vins et boissons spiritueuses, bons de pain, de viande, etc. (Le médecin cantonal se tiendra au courant de la quantité des objets de cette sorte dont il peut disposer ; il les distribuera aux malades les plus nécessiteux, et qui, en raison de la nature de leurs maladies, en auraient le plus besoin.)

Cette nomenclature comprend seulement les objets indispensables ; elle est susceptible d'être beaucoup augmentée, suivant les ressources locales.

Nota. Aucune substance pharmaceutique (médicament proprement dit) ne doit figurer au mobilier médical : les médicaments conservés en dépôt seraient sujets à s'avarier. Ceux-ci doivent être exclusivement fournis par les pharmaciens, ou par les médecins cantonaux dans le cas prévu par l'article 12 du règlement.

LISTE ET TARIF DES MÉDICAMENTS

MIS A LA DISPOSITION DES MÉDECINS CANTONAUX (1).

DÉNOMINATION DES MÉDICAMENTS	PRIX					
	DIVERS	50 gramm.	10 gramm.	5 gramm.	1 gramm.	50 centigr.
		f. c.	f. c.	f. c.	f. c.	f. c.
Acétate d'ammoniaque..............		» 24	» 06	» 04	» 01	» »
— de plomb cristallisé..........		» 20	» 05	» 03	» 01	» »
— — liquide.............		» 16	» 04	» 03	» 01	» »
— de potasse ou de soude.......		» »	» 15	» 10	» 03	» »
Acide chlorhydrique...............		» 15	» 05	» 03	» 01	» »
— nitrique et nitrique alcoolisé....		» 19	» 06	» 04	» 02	» »
— phénique (solution au 1/100)....		» 10	» 05	» 03	» 01	» »
— sulfurique et eau de Rabel.....		» 10	» 03	» 02	» 01	» »
— tartrique pulvérisé............		» »	» 10	» 06	» 02	» »
Agaric de chêne (amadou)...........		» 60	» 15	» 09	» 02	» »
Alcool camphré à 22º...............	le 1/2 litre, 1 fr. 50.	» 25	» 06	» 03	» 01	» »
Alcoolats du *Codex* quels qu'ils soient..		» 30	» 09	» 06	» 03	» »
Alcoolatures — — —		» 45	» 14	» 10	» 05	» »
Alcoolés (V. Teintures)						
Aloès pulvérisé..................		» 20	» 12	» 07	» 02	» 01
Alun pulvérisé..................		» 10	» 04	» 03	» 01	» »
— calciné......................		» 15	» 06	» 04	» 02	» 01
Amidon de Chartres pulvérisé........	500 gr., 0,80.......	» 10	» 03	» 02	» 01	» »
Ammoniaque liquide................		» 15	» 06	» 04	» 01	» »
Anis étoilé et anis vert............		» 15	» 04	» 02	» 01	» »
Arséniates et arsénites du *Codex*......		» »	» 15	» 10	» 07	» 05
Assa-fœtida pulvérisé..............		» »	» 08	» 05	» 03	» 01
Axonge lavée......................		» 12	» 03	» 02	» »	» »
Azotates (V. Nitrates)						
Baies de genièvre..................	250 gr., 0,25......	» 06	» 02	» »	» »	» »
Bandages herniaires, pour adultes..	simples, 3 fr......	» »	» »	» »	» »	» »
	doubles, 4 fr......	» »	» »	» »	» »	» »
Bandages herniaires, pour enfants..	simples, 2 fr......	» »	» »	» »	» »	» »
	doubles, 3 fr......	» »	» »	» »	» »	» »
Baume de copahu pur.............		» 60	» 15	» 10	» »	» »
— opodeldoch..................	flacon, 1 fr.; le 1/2 fl., 0,60	» »	» »	» »	» »	» »
— tranquille..................		» 50	» 12	» 07	» »	» »
Bicarbonate de soude pulvérisé.......		» 30	» 10	» 03	» 01	» »
Borate de soude (Borax) pulvérisé....		» »	» 08	» 05	» 02	» »

(1) *Toute dose de médicaments inférieure à la plus faible portée sur le Tarif, et prescrite isolément, sera comptée le même prix que cette faible dose.*

Le prix de chaque médicament entrant dans la composition des potions, pilules, etc., doit être inscrit séparément sur les mémoires.

DÉNOMINATION DES MÉDICAMENTS.	PRIX					
	DIVERS.	50 gramm.	10 gramm.	5 gramm.	1 gramm.	50 centigr.
		f. c.	f. c.	f. c.	f. c.	f. c.
Bougies, sondes en caoutchouc.......	la pièce, 0 fr. 75 c.	» »	» »	» »	» »	» »
Bourgeons de sapin..................		» 25	» 06	» 03	» 02	» »
Brome et bromures...................		» »	» 40	» 20	» 05	» »
Cachou pulvérisé....................		» »	» 07	» 04	» 01	» »
Camphre pulvérisé...................		» »	» 10	» 06	» 01	» »
Cannelle pulvérisée.................		» »	» 08	» 05	» 02	» »
Cantharides pulvérisées.............		» »	» »	» 20	» 05	» »
Carbonate d'ammoniaque (sel vol. d'Angleterre)		» »	» 10	» 06	» 02	» »
— de fer (sous-)................		» »	» 10	» 06	» 02	» »
— de magnésie...................		» 25	» 10	» 07	» 02	» »
— de potasse purifié............		» »	» 06	» 04	» 01	» »
— de plomb......................		» »	» 06	» 04	» 01	» »
— de soude cristallisé (sous-)..	500 gr., 0 fr. 30 c. 250 gr., 0 fr. 16 c.	» 05	» 02	» »	» »	» »
Cérat simple........................		» 30	» 08	» 05	» »	» »
— opiacé........................		» 50	» 14	» 08	» 03	» »
— saturné....................... — soufré........................		» 30	» 08	» 05	» »	» »
Chloral.............................		» »	» 49	» 25	» 08	» »
Chlorate de potasse.................		» »	» 10	» 06	» 02	» »
Chloroforme.........................		1 »	» 30	» 16	» 05	» »
Chlorure d'antimoine concret........		» »	» 30	» 15	» 05	» »
— de chaux liquide..............	500 gr., 0 fr. 30 c.	» 06	» »	» »	» »	» »
— de mercure (deuto-) subl. corr.		» »	» 25	» 13	» 04	» »
— — (proto-) calomel à la vap.		» »	» 37	» 20	» 06	» 04
— de soude, liqueur de Labarraque	500 gr., 0 fr. 40 c..	» 10	» »	» »	» »	» »
Cigarettes médicinales..............	la douzaine, 1 fr...	» »	» »	» »	» »	» »
Collodion simple et élastique.......		1 50	» 30	» 18	» »	» »
Colombo pulvérisé...................		» »	» 15	» 08	» 02	» »
Colophane pulvérisée................		» 15	» 05	» 03	» »	» »
Crême de tartre soluble.............		» 40	» 10	» 07	» 02	» »
Créosote............................		» »	» »	» 50	» 10	» »
Cubèbe pulvérisé....................		» 60	» 15	» »	» »	» »
Cyanure de potassium................	5 centigr., 0 fr. 01 c.	» »	» »	» »	» 25	» 15
Dextrine............................	250 gr., 0 fr. 50 c...	» 15	» »	» »	» »	» »
Diascordium.........................		» »	» 18	» 10	» 03	» »
Eau de Barèges artificielle pour boisson.	la bout^lle, 0 fr. 30 c.	» »	» »	» »	» »	» »
— blanche.......................	le litre, 25 c.; 1/2 lit., 15 c.	» »	» »	» »	» »	» »
— de chaux......................	1/2 litre, 10 c......	» »	» »	» »	» »	» »
— distillée simple..............	le litre, 30 c.......	» 04	» »	» »	» »	» »

DÉNOMINATION DES MÉDICAMENTS.	PRIX DIVERS.	50 gramm.	10 gramm.	5 gramm.	1 gramm.	50 centigr.
		f. c.	f. c.	f. c.	f. c.	f. c.
Eau distillée de fleurs d'oranger......	100 grammes, 50 c.	» 28	» 07	» 04	» »	» »
— — — de laurier cerise.		» 25	» 06	» 03	» »	» »
— — de menthe poivrée.......						
— — de roses...............	100 grammes, 15 c.	» 08	» 02	» »	» »	» »
— — de tilleul...............						
— de goudron....................	le litre, 25 c.; 1/2 lit., 15 c.	» »	» »	» »	» »	» »
— de Rabel (V. Acide sulfurique)						
— sédative......................	le litre, 60 c.; 1/2 lit., 40 c.	» 08	» »	» »	» »	» »
— de Seltz.......................	le siphon, 15 c.....	» »	» »	» »	» »	» »
Eau-de-vie allemande...............		» 50	» 15	» 08	» »	» »
Écorce de chêne pulvérisée..........		» 13	» 03	» »	» »	» »
— de racine de grenadier........		» 20	» 05	» 03	» »	» »
Émétique............................		» »	» 15	» 08	» 03	» 02
Emplâtres de ciguë.................	de 1 à 20 cent. car., 15 c.					
— diachylon gommé..........	— 21 à 50 — 30 c.					
— de poix de Bourgogne.....	— 51 à 100 — 60 c.					
— de vigo...................	— 101 à 150 — 80 c.					
— de thériaque..............	— 151 à 200 — 1 f. [illegible]					
— vésicatoire, etc...........	— 201 à 300 1 30					
— d'opium, etc. (mêmes prix, plus le poids de l'extrait.)						
Ergot de seigle pulvérisé......		» »	» 30	» 15	» 05	» »
Ergotine.............................		» »	3 50	1 80	» 40	» 25
Espèces amères.....................						
— apéritives..................						
— diurétiques.................						
— émollientes.................	100 grammes, 25 c.	» 13	» 03	» »	» »	» »
— sudorifiques................						
— vulnéraires.............. ..						
— pectorales..................	100 grammes, 40 c.	» 20	» 05	» »	» »	» »
Essence de térébenthine rectifiée	100 grammes, 30 c.	» 16	» 09	» »	» »	» »
Ether sulfurique......................		» 70	» 20	» 12	» 04	» »
— — alcoolisé..............						
Extraits (tous en général excepté les suivants) :		» »	» »	» 20	» 05	» »
— d'ipécacuanha (V. Sirops)						
— d'opium....................	5 centigrammes, 4 c.	» »	4 50	2 40	» 50	» 30
— de quinquina gris mou.......		» »	1 50	» 80	» 20	» 12
— de ratanhia.................						
— de rhubarbe.................		» »	» »	» 60	» 15	» 08
— de salsepareille.............						
— de seigle ergoté....						

DÉNOMINATION DES MÉDICAMENTS.	DIVERS.	PRIX				
		50 gramm.	10 gramm.	5 gramm.	1 gramm.	50 centigr.
		f. c.	f. c.	f. c.	f. c.	f. c.
Farine de lin	500 gr., 10c. 100 gr., 15c.	» 08	» »	» »	» »	» »
— de moutarde	500 gr., 80c. 100 gr., 25c.	» 12	» »	» »	» »	» »
Fer porphyrisé		» »	» 20	» 12	» 03	» »
— réduit		» »	» 40	» 25	» 07	» »
Feuilles sinapisées	la feuille, 15 c....	» »	» »	» »	» »	» »
Fleurs de soufre lavées		» 12	» 05	» 02	» »	» »
Foie de soufre pour bains	100 grammes, 20 c.	» 12	» »	» »	» »	» »
Fruits pectoraux	100 grammes, 25 c.	» 15	» 05	» »	» »	» »
Gaïac râpé	100 grammes, 10 c.	» 05	» »	» »	» »	» »
Gélatine pulvérisée pour bains	500gr., 1.50; 250gr., 80c.	» »	» »	» »	» »	» »
Glycérine pure		» 30	» 10	» 06	» »	» »
Gomme adragant pulvérisée		» »	» »	» 20	» 05	» »
— ammoniaque pulvérisée		» »	» 10	» 05	» 02	» »
— arabique mondée pour tisanes		» 25	» 08	» 05	» »	» »
— — pulvérisée		» 40	» 10	» 06	» »	» »
— gutte pulvérisée	les 5 centigr., 5 c..	» »	» »	» »	» 15	» 10
Goudron de Norwège		» 10	» 04	» »	» »	» »
Granules d'alcaloïdes	la pièce, 3 cent....	» »	» »	» »	» »	» »
Granules autres	la pièce, 2 c......	» »	» »	» »	» »	» »
Huile d'amandes douces		» 30	» 10	» 05	» 02	» »
— de belladone, jusquiame, camomille	100 grammes, 50 c.	» 25	» 08	» 05	» 02	» »
— camphrée	100 grammes, 70 c.	» 40	» 12	» 07	» »	» »
— de croton tiglium	la goutte, 4 cent...	» »	» »	1 20	» 35	» 20
— de foie de morue	250gr., 65c. 100gr., 30c.	» 25	» 06	» »	» »	» »
— de ricin filtrée		» 30	» 10	» 06	» »	» »
Iode et tous les iodures		3 50	» 75	» 40	» 10	» 06
Ipécacuanha concassé		» »	» »	» 25	» 07	» 02
— pulvérisé		» »	» »	» 27	» 10	» 05
Jalap pulvérisé		» »	» »	» 25	» 06	» 04
Kermès minéral	5 centigr., 2 cent...	» »	» »	» 25	» 07	» 04
Kousso		» »	1 »	» 70	» 15	» »
Laudanum de Rousseau, de Sydenham		» »	» 60	» 36	» 08	» 04
Lichen d'Islande	100 grammes, 30 c.	» 15	» 05	» »	» »	» »
Limonades citrique, tartrique, sulfuriq..	le litr., 50c.; 1/2lit., 25c.	» »	» »	» »	» »	» »
Liniment oléo-calcaire	100 grammes, 50 c.	» 25	» 05	» »	» »	» »

DÉNOMINATION DES MÉDICAMENTS.	DIVERS.	PRIX 50 gramm.	10 gramm.	5 gramm	1 gramm.	50 centigr.
		f. c.	f. c.	f. c.	f. c.	f. c.
Liniment volatil camphré..............	100 grammes, 60 c.	» 30	» 05	» »	» »	» »
Liqueur de Fowler, de Pearson.......		» »	» 15	» 08	» 05	» »
— de Labarraque (V. Chlorure)..						
— de Van-Swieten.............	100 grammes, 20 c.	» 12	» 07	» »	» »	» »
Looch blanc du *Codex*...............	200 grammes, 85 c. 100 grammes, 50 c.	» »	» »	» »	» »	» »
— composé (même prix, plus celui des substances ajoutées).....						
Lycopode.........		» 30	» 10	» 05	» »	» »
Magnésie anglaise..................		» »	» 15	» 08	» 03	» 02
— calcinée.................		» »	» 20	» 12	» 04	» 02
Manne en sortes....................		» 45	» 10	» 06	» »	» »
Miel (comme excipient).............		» 17	» 06	» 04	» 01	» »
— mercurial......................		» 17	» 06	» 04	» »	» »
— rosat..........................		» 35	» 08	» 05	» »	» »
— scillitique......................		» 35	» 08	» 05	» »	» »
Morphine et ses sels................	5 centigr., 10 cent.	» »	» »	» »	1 30	» 75
Mousse de Corse....................		» 17	» 06	» 04	» »	» »
Nitrate acide de mercure liquide......		» »	» 20	» 12	» 04	» 03
— d'argent cristallisé et fondu....		» »	» »	» 30	» 17	» »
— de bismuth (sous-)............		» »	» 75	» 40	» 10	» 05
— de potasse............... ..		» 15	» 05	» 03	» »	» »
Onguent mercuriel double (napolitain).		» 60	» 15	» 08	» 05	» »
— — simple...........		» 30	» 08	» 05	» 02	» »
— tous les autres du *Codex*.....		» 20	» 06	» 04	» 01	» »
Opium brut.........................		» »	1 »	» 55	» 12	» 08
Orge mondé, et perlé...............	250 grammes, 20 c.	» 05	» 03	» »	» »	» »
Oxyde de fer (tous).................		» 50	» 15	» 08	» 03	» 02
— de mercure (rouge)...........		» »	» 30	» 15	» 05	» 03
— de zinc......................		» »	» 25	» 13	» 03	» 02
Oxymel scillitique		» 25	» 07	» 05	» »	» »
Pastilles d'ipécacuanha..............		» 30	» 10	» 06	» »	» »
— de kermès..................		» 50	» 15	» 10	» »	» »
— de magnésie...............		» 30	» 10	» 05	» »	» »
— de santonine..............		» 60	» 15	» 10	» 01	» »
— de soufre..................		» 20	» 07	» 04	» »	» »
— vermifuges au calomel......		» 65	» 16	» 10	» »	» »
Pâte de Canquoin (au chlorure de zinc).		» »	» »	» 22	» 06	» »

DÉNOMINATION DES MÉDICAMENTS.	PRIX DIVERS.	50 gramm.	10 gramm.	5 gramm.	1 gramm.	50 centigr.
		f. c.	f. c.	f. c.	f. c.	f. c.
Pavots blancs	la capsule, 5 cent.	» »	» »	» »	» »	» »
Pépins de citrouille	200 grammes, 1 fr.	» 25	» 05	» »	» »	» »
Pepsine		» »	2 »	1 »	» 25	» 15
Perchlorure de fer liquide		» 50	» 12	» 07	» 02	» »
Paquets (suivant l'ordonnance)	(Voir à la suite de ce tableau.)					
Pilules officinales ou magistrales						
Plantes indigènes (feuilles)		» 15	» 04	» 02	» »	» »
Plantes indigènes (fleurs, fruits, graines)		» 35	» 08	» 05	» »	» »
— — (racines)		» 15	» 04	» »	» »	» »
Pommades antiophthalmiques		» »	» 35	» 17	» 07	» »
(Toutes celles du *Codex*).						
— antipsoriques du *Codex*						
— camphrées, citrines		» 30	» 08	» 05	» 02	» »
— soufrées, etc.						
— épispastique aux cantharides		» 50	» 12	» 07	» 02	» »
— iodurées du *Codex*		» 90	» 25	» 13	» 04	» »
— stibiées —						
Potasse caustique	la pastille, 5 cent.	» »	» »	» »	» 10	» »
Potion antispasmodique du *Codex*	la potion, 65 cent.	» »	» »	» »	» »	» »
— calmante	— 50 —	» »	» »	» »	» »	» »
— gommeuse	— 30 —	» »	» »	» »	» »	» »
— de Rivière (en deux fioles)	— 70 —	» »	» »	» »	» »	» »
— sur formule avec eaux distillées	75 grammes, 50 c.	» »	» »	» »	» »	» »
— — — infusions, tein-	120 grammes, 70 c.	» »	» »	» »	» »	» »
tures et sirops ordinaires	200 grammes, 1 fr.	» »	» »	» »	» »	» »
(Prix des médicaments composants compris.)						
Poudre caustique de Rousselot		» »	» 25	» 18	» 04	» »
— — de Vienne, etc.						
— de Dower		» »	» 60	» 30	» 08	» 05
— de plantes indigènes		» »	» 20	» 10	» 04	» 03
Quassia amara en copeaux		» 20	» 10	» 05	» »	» »
— — pulvérisé		» »	» 15	» 08	» 03	» »
Quinquina gris concassé		» 50	» 15	» 08	» 03	» »
— — pulvérisé		» 65	» 20	» 10	» 04	» »
— jaune concassé		1 30	» 30	» 16	» 05	» »
— — pulvérisé		1 60	» 50	» 25	» 07	» »
Ratanhia, racine concassée		» 30	» 08	» 05	» 03	» »
— — pulvérisée		» 40	» 10	» 07	» 04	» »
Rhubarbe de Chine concassée		» »	» 25	» 15	» 04	» 03

DÉNOMINATION DES MÉDICAMENTS.	PRIX					
	DIVERS.	50 gramm.	10 gramm.	5 gramm.	1 gramm.	50 centigr.
		f. c.	f. c.	f. c.	f. c.	f. c.
Rhubarbe de Chine pulvérisée........		» »	» 45	» 24	» 06	» 04
Safran pulvérisé......................		» »	» »	» »	» 20	» 10
Salicyline et salicylates.............		» »	1 »	» 60	» 15	» 10
Salsepareille coupée.................	100 grammes, 60 c.					
Sangsues............................	bénéfice de 5 c. sur le cours.	» »	» »	» »	» »	» »
Savon médicinal......................		» »	» 10	» 06	» 02	» »
Scammonée pulvérisée...............		» »	1 20	» 75	» 25	» 15
Scille pulvérisée.....................		» »	» 15	» 08	« 02	» »
Sel ammoniaque pulvérisé............		» »	» 08	» 05	» 02	» »
Semen-contrà entier..................		» 20	» 06	» 04	» 02	» »
— pulvérisé, et couvert...		» 50	» 15	» 08	» 02	» »
Séné (feuilles mondées)..............		» 30	» 08	» 05	» 02	» »
Sirops quels qu'ils soient, excepté ceux d'agrément		» 30	» 08	» 05	» »	» »
Sparadraps..........................	1 m., 75c.; 1/2 m., 50 c. 1/4 m., 30 c.; 1/10m. 15 c.					
Strychnine et ses sels...............	5 centigr., 20 cent..	» »	» »	» »	» »	» »
Sublimé corrosif (V. Chlorure)						
Suie préparée........................		» 60	» 15	» 08	» 03	» »
Sulfate de cuivre pur................		» »	» 08	» 06	» 03	» 02
— de fer pur....................		» »	» 06	» 04	» 02	» 01
— de magnésie..................		» 13	» 04	» 03	» »	» »
— de quinine et autres sels de quin.	1 décigramme, 15 c.	» »	» »	3 80	» 85	» 45
— de soude.....................		» 10	» 05	» 02	» »	» »
— de zinc pur..................		» »	» »	» 06	» 03	» 02
Tan pulvérisé........................		» 15	» 08	» 04	» »	» »
Tannin pur...........................		» »	» 70	» 40	» 10	» 06
Teintures (Toutes en général, à l'exception des suivantes) :		» 50	» 10	» 06	» 03	» »
Teinture de cantharides..............		» 70	» 20	» 10	» 04	» 03
— de castoréum..............		» »	» 70	» 35	» 08	» 05
— — éthérée.......		» »	» »	» »	» 15	» 08
— éthérées en général.........		» »	» 35	» 18	» 05	» 03
— d'extrait d'opium...........		» »	» 50	» 25	» 07	» 04
— d'iode.....................		» 80	» 25	» 18	» 05	» »
— d'ipécacuanha / — de jalap.............		» 45	» 15	» 08	» 03	» »
— de musc....................		» »	» »	» »	» 75	» »
— — éthérée............		» »	» »	» »	» 80	» »

DÉNOMINATION DES MÉDICAMENTS.	PRIX DIVERS.	50 gramm.	10 gramm.	5 gramm.	1 gramm.	50 centigr.
		f. c.	f. c.	f. c.	f. c.	f. c.
Teinture de quinquina		» »	» 15	» 08	» 03	» »
— de rhubarbe		» »	» 20	» 12	» 05	» »
— de safran }		» »	» 60	» 30	» 10	» »
— de scammonée }						
Térébenthine cuite		» 25	» 07	» 05	» 03	» »
Thériaque		» 80	» 20	» 10	» 04	» 03
Valérianate de zinc	5 centigr., 4 cent..	» »	» »	» »	» 35	» 18
Vésicatoires	(V. Emplâtres.)					
Vin d'absinthe }						
— antiscorbutique }	1/2 litre, 1 fr.......	» 15	» »	» »	» »	» »
— aromatique }	250 grammes, 60 c..					
— de gentiane }						
— diurétique amer	1/2 litre, 1 fr. 50...	» 20	» »	» »	» »	» »
— de quinquina	250 grammes, 80 c..		» »	» »	» »	» »

Tarif pour les préparations magistrales et les manipulations.

Préparations	Quantités	Prix
Collyres avec eaux distillées diverses, sulfate de zinc, acétate de plomb, laudanum, etc. (1)........................	60 grammes............	» f. 30
	100 —	» 50
Décoction blanche, et émulsions édulcorées pour tisanes..	le litre................	1 »
	1/2 litre................	» 70
	1/4 de litre............	» 50
Espèces diverses, plantes entières, ou concassées, divisées par paquets..................................	de 2 à 10 paquets.........	» 02
	chaque paquet en plus....	» 01
Emplâtres, vésicatoires, sparadraps, les prix indiqués au tarif général.		
Gargarismes (1)..	150 grammes à 300 gram.	» 50
	301 — et au-dessus.	» 75
Infusions et décoctions (1)................................	100 à 200 grammes.....	» 25
	201 à 1.000 —	» 50
Potions autres que celles déjà tarifiées sur formules, avec eaux distillées, teintures et sirops ordinaires, préparées ou non au mortier à chaud, ou à froid (1)............	75 grammes à 120 gr.....	» 50
	121 — — 200 —.....	» 80
	201 — et au-dessus.	1 »
Pilules, poudre simples ou composées, divisées suivant l'ordonnance (1)......................................	de 1 à 10 pilules ou paquets.	» 04
	de 11 à 40 —	» 02
	toute unité excédente.....	» 01
Solutions, injections, lavements préparés avec mortier ou à chaud..	10 grammes à 100 gr.....	» 15
	100 à 300 grammes.......	» 20

Il est accordé 5 centimes par boite.—Les bouteilles ne devront être que prêtées par le pharmacien, qui peut en exiger le prix à l'avance, mais qui est tenu de les reprendre pour le même prix.

(1) Les prix marqués ici comprennent celui des médicaments divers entrant dans les formules. Dans le cas où le prix de ces médicaments serait supérieur à celui des préparations, le pharmacien pourrait compter le prix des médicaments plus un droit fixe de manipulation de 20 cent.

Le prix du sulfate de quinine, des cyanures, iodures, alcaloïdes et leurs sels, pourra toujours être compté séparément, sans rien changer au prix marqué au tarif de la formule dans laquelle ces médicaments sont entrés.

Règlement sur la Vaccine.

Nous, Préfet du département de la Sarthe, Chevalier de la Légion d'honneur,

Vu les instructions ministérielles sur la vaccine ;

Vu l'arrêté préfectoral du 12 novembre 1867, relatif au service de la vaccine ;

Vu notre arrêté en date de ce jour réglementant le service de la médecine cantonale ;

Sur les propositions du Comité consultatif du service de la médecine cantonale,

ARRÊTONS :

Article Premier. — Le Comité consultatif de la médecine cantonale est appelé à donner son avis sur toutes les questions relatives au service de la vaccine.

Art. 2. — Un docteur en médecine est chargé d'assurer le service de la vaccine par tout le département. Il prend le titre de *directeur du service de la vaccine.*

Art. 3. — Le directeur reçoit les communications des vaccinateurs, leur adresse ses instructions, leur transmet du vaccin sur leur demande, autant qu'il le peut, et se transporte, au besoin, sur tous les points où sa présence est jugée nécessaire.

Art. 4. — Dans le premier trimestre de chaque année, il adresse au Préfet un rapport sur le service de la vaccine pendant l'année précédente. Ce rapport est communiqué au Comité consultatif de la médecine cantonale et au Conseil d'hygiène publique et de salubrité du département ; il est transmis par nos soins à l'administration supérieure.

Art. 5. — Les médecins cantonaux vaccinent gratuitement les enfants portés sur la liste arrêtée conformément aux art. 6, 8 et 9 du règlement du service de la médecine cantonale, en date du 10 août 1880. Ils sont spécialement chargés, dans leurs circonscriptions respectives, de fonctions analogues à celles du directeur.

Art. 6. — Les vaccinations et les revaccinations ont lieu, pour chaque commune, dans un local désigné par le maire, à l'heure et au jour fixés par le médecin de concert avec le maire. L'avis en est publié, par les soins du maire, au moins huit jours à l'avance.

Art. 7. — Tous les enfants vaccinés seront représentés au médecin dans un délai de huit à dix jours, aux lieu, jour et heure qu'il indiquera. Le médecin délivrera un certificat de vaccine.

Art. 8. — Les vaccinateurs tiennent un état nominatif des vaccinations et des revaccinations pratiquées par eux, et des cas de variole dont ils ont connaissance. Ils y joignent, s'il y a lieu, des observations relatives à la manière dont ce service se fait dans leur circonscription, aux améliorations qu'on pourrait y introduire, aux abus qu'il conviendrait de réprimer, à la marche et aux causes de la variole.

Des feuilles, imprimées d'après le modèle ci-après, seront distribuées à cet effet aux vaccinateurs.

Art. 9. — Le succès des vaccinations est constaté par des certificats qui doivent être conformes aux modèles n° 1 et n° 2 imprimés d'autre part. Ils ne peuvent être délivrés que par des docteurs en médecine et par des officiers de santé.

Art. 10.— Les personnes qui auront reçu pour elles-mêmes un certificat de vaccine, ou les parents qui l'auront reçu pour leurs enfants, doivent le porter à la mairie de leur commune pour la légalisation de la signature du vaccinateur. Ceux qui ne se conformeraient pas à cette injonction seraient privés des avantages attachés à l'obtention du certificat de vaccination, et les enfants se trouveraient dans l'obligation d'être revaccinés lors de leur entrée aux écoles.

Art. 11. — Les nourrices des enfants assistés élevés aux frais du département sont tenues, dès que l'âge et la force physique de ces enfants le permettent, de les présenter au vaccinateur, lors de sa tournée, sous peine de la retenue des certificats de vie des dits enfants.

La même obligation est faite aux mères des enfants admis au bénéfice des secours temporaires.

Art. 12. — Les chefs d'établissements d'instruction publique de l'un et l'autre sexe exigeront de leurs élèves un certificat constatant qu'ils ont été ou atteints de la variole ou vaccinés. Tout élève non muni de ce certificat sera soumis à la vaccination, ou immédiatement renvoyé de l'établissement.

Art. 13. — Les indigents non encore vaccinés, ou qui n'auront pas présenté leurs enfants à la vaccination après en avoir été avertis, perdront leurs droits aux secours qui leur sont accordés.

Art. 14. — Des primes seront décernées par nous aux médecins cantonaux pour le service de la vaccine.

A cet effet, ils devront nous adresser chaque année, au mois de janvier, l'état nominatif, prescrit par l'art. 8, des vaccinations pratiquées par eux au cours de la précédente année.

Le même état comprendra les vaccinations payées par les parents.

Les vaccinateurs qui voudraient concourir pour les récompenses académiques devront, à la même époque et de la même manière, nous adresser des états semblables.

Art. 15. — Les dispositions contraires à celles contenues au présent arrêté sont abrogées.

Fait au Mans, hôtel de la Préfecture, le 10 août 1880.

Le Préfet, LAGRANGE DE LANGRE.

DÉPARTEMENT

DE LA SARTHE.

VACCINE DE 188 .

ÉTAT *nominatif des individus qui ont été* vaccinés *ou* revaccinés *pendant l'année* 188 , *par M.* (1) *ou qui, ayant eu la variole, ont été traités par lui.*

NOTA. — Ces états doivent être envoyés à la Préfecture avant le 1er février de chaque année. Passé ce délai, on ne pourra participer aux primes.

(1) Indiquer la qualité et la résidence.

NOMS DES COMMUNES (A).	NUMÉROS D'ORDRE.	DATES des VACCINATIONS, des REVACCINATIONS et des petites véroles.	NOMS ET PRÉNOMS.	AGE.	VACCINATIONS.		Revaccinations.		PETITES VÉROLES. (B)						OBSERVATIONS. Indiquer principalement dans cette colonne la situation du service des vaccinations, quelles améliorations on pourrait y introduire, les abus qu'il importerait de réprimer, les observations faites sur la marche et les causes de la variole, etc.
									SUJETS.		TERMINAISON.				
					Bonnes.	Nulles.	Bonnes.	Nulles.	Vaccinés.	Non vaccinés.	Guéris sans difformités.	Défigurés ou infirmes.	Morts.	DURÉE de la maladie.	
					VACCINATIONS RÉTRIBUÉES.										
					VACCINATIONS NON RÉTRIBUÉES.										

(A) Toutes les vaccinations opérées dans une même commune doivent être inscrites de rang. — La série des numéros d'ordre doit recommencer lorsque la commune change, et l'on doit faire la somme des totaux, lorsque l'état est terminé.

(B) Il ne saurait être question dans ce tableau que de la variole confirmée, et non des petites véroles volantes ou varioloïdes.

Certifié sincère par moi, vaccinateur soussigné.

A , le 188 .

(Modèle n° 1.)

CERTIFICAT DE VACCINATION.

Je soussigné (*Indiquer la qualité*),
domicilié à , canton d
certifie avoir vacciné l nommé
âgé de , né à
résidant à
et que les piqûres que j'ai visitées aujourd'hui ont produit une bonne vaccination.

A

(*Signature.*)

Vu par nous, maire de la commune d
pour légalisation de la signature de M.
apposée ci-dessus.

A , le 188 .

(Cachet de la Mairie.)

(*Signature.*)

(Modèle n° 2.)

CERTIFICAT DE VACCINATION.

Je soussigné (*Indiquer la qualité*),
domicilié à , canton d
certifie avoir visité l nommé
âgé de , né à
résidant à , vacciné antérieurement, et m'être assuré, par l'examen des cicatrices, que les piqûres pratiquées ont produit une bonne vaccination.

A , le 188 .

(*Signature.*)

Vu par nous, maire de la commune d
pour légalisation de la signature de M.
apposée ci-dessus.

A , le 188 .

(Cachet de la Mairie.)

Enfants assistés. Service médical.

Nous, Préfet du département de la Sarthe, Chevalier de la Légion d'honneur,

Vu notre arrêté en date de ce jour, réglementant le service de la médecine cantonale;

Vu l'arrêté préfectoral en date du 30 novembre 1868, concernant le service des enfants assistés,

ARRÊTONS :

Article Premier. — Les médecins et les pharmaciens cantonaux sont seuls chargés, dans leurs circonscriptions respectives, de donner des soins et de fournir des médicaments aux enfants assistés, abandonnés et orphelins, placés dans les communes à la charge du département, ainsi qu'aux enfants admis au bénéfice des secours temporaires.

Art. 2. — Ces enfants sont inscrits de droit sur la liste des indigents de chaque commune admis aux secours médicaux gratuits.

Art. 3. — Les médecins doivent fournir chaque année, au mois de janvier, un état spécial des visites faites aux enfants assistés ou secourus de leurs circonscriptions respectives. Il leur sera alloué une indemnité de déplacement fixée à 0 fr. 75 centimes, tant à l'aller qu'au retour, par kilomètre parcouru.

Les pharmaciens fourniront également, à la même époque, une note des médicaments délivrés à ces enfants, avec les ordonnances à l'appui.

Art. 4. — Ces mémoires seront acquittés, après vérification, sur mandats de payement délivrés par nous, et imputés sur les fonds alloués au budget départemental pour le service des enfants assistés.

Art. 5. — Les dispositions contraires à celles contenues au présent arrêté sont abrogées.

Fait au Mans, hôtel de la Préfecture, le 10 août 1880.

Le Préfet, LAGRANGE DE LANGRE.

Pour copie conforme :

Le Secrétaire général,

Abord.

Le Mans. — Ed. Monnoyer, imprimeur de la Préfecture. — Septembre 1880.

www.ingramcontent.com/pod-product-compliance
Lightning Source LLC
LaVergne TN
LVHW052022160826
845678LV00003B/1171